ESSAI

SUR

LES EAUX MINÉRALES.

ESSAI

SUR

LES EAUX MINÉRALES,

CONSIDÉRÉES DANS LEURS

DIFFÉRENCES CHIMIQUES ET DANS LEURS DIFFÉRENCES DE TEMPÉRATURE,

PAR

J. P. OSCAR DE LANGENHAGEN,

DOCTEUR EN MÉDECINE,

DE SAAR-UNION (BAS-RHIN).

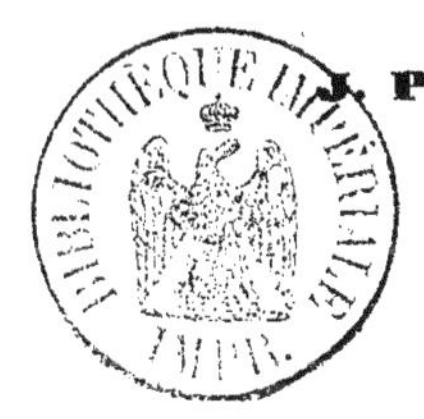

STRASBOURG,

IMPRIMERIE DE V.e BERGER-LEVRAULT, IMPRIMEUR DE L'ACADÉMIE.

1855.

ESSAI

SUR LES EAUX MINÉRALES,

Considérées dans leurs différences chimiques et dans leurs différences de température.

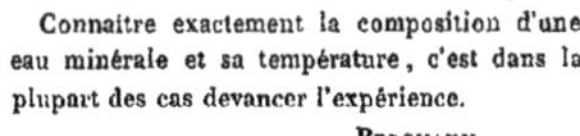

Connaître exactement la composition d'une
eau minérale et sa température, c'est dans la
plupart des cas devancer l'expérience.

BERGMANN.

L'usage des eaux minérales remonte à la plus haute antiquité. — Vouées primitivement à une sorte de culte et entourées d'un certain prestige religieux, les sources thermales sont devenues l'objet de dépenses considérables de la part des Romains, qui élevèrent de somptueux édifices partout où ils découvrirent des eaux salutaires, et jusqu'aux extrémités de leur vaste empire.

L'introduction du christianisme fit cesser peu à peu les habitudes balnéaires du monde païen devenues trop sensuelles, et, au lieu de régulariser une ressource médicale aussi importante et d'en réprimer les abus, on la supprima. Cependant les bains minéraux reprirent quelque vogue du temps de Charlemagne, et plus tard à la suite et par l'influence des croisades; ce ne fut toutefois que vers le commencement du XVIe siècle que leur usage redevint plus général et que l'art commença à le soumettre à certaines règles. Mais l'ancien système de balnéation, si parfait et si grandiose, avait disparu; un nouveau mode d'emploi plus simple, si l'on veut, mais aussi moins complet et moins puissant dans ses effets, l'avait remplacé.

1

Chez les anciens, les eaux thermales étaient à la fois considérées comme moyen hygiénique et comme moyen de traitement. C'étaient, à leurs yeux, des ondes bienfaisantes aussi propres à rétablir la santé qu'à entretenir les forces du corps; chaque source était censée avoir des vertus curatives absolues et convenir, par conséquent, à toute maladie quelconque. — Aujourd'hui l'on a pris, en quelque sorte, le contrepied de l'ancien système, et, si autrefois l'on ne spécifiait pas assez, l'on spécifie trop peut-être de nos jours.

Chez les anciens, les bains se prenaient toujours dans de vastes bassins de températures graduées ; ils étaient accompagnés de frictions, d'onctions et de toutes sortes d'exercices gymnastiques. Le baigneur moderne, au contraire, est placé dans une cuve et réduit à une sorte d'immobilité. Les rares piscines, que l'on conserve encore, ne comportent ni le mouvement ni les graduations de température qui donnaient tant de prix à l'ancien mode balnéaire.

Mais si le régime des bains a été poussé à une si grande perfection dans l'antiquité, il n'en est pas de même de la boisson minérale, qui n'a guère été employée comme système de traitement par les anciens, et dont l'usage méthodique est de création toute moderne. Le régime de la boisson semble même s'être développé aux dépens du régime des bains et avoir gagné de nos temps une importance égale, sinon supérieure.

L'emploi des eaux constitue aujourd'hui une branche importante de la thérapeutique, l'*hydrologie médicale*, science à peine ébauchée, n'ayant pas encore de véritable base doctrinale, mais pleine d'espérance et d'avenir.

L'hydrologie médicale doit s'entendre de l'application des eaux en général, et telles que la nature les présente, au traitement des maladies chroniques.

Elle se décompose en trois branches, selon que la cure se fait avec de l'eau commune, avec de l'eau de mer ou avec des eaux minéro-thermales.

3

La première porte le nom de *cure d'eau froide* ou *d'hydrothérapie*; la seconde constitue la cure des bains de mer ou *thalassothérapie*, et la troisième forme proprement ce qu'on appelle *la médecine thermale (thermothérapie)*.

Chacune de ces branches a sa méthode et ses procédés particuliers; ainsi l'hydrothérapie et la cure des bains de mer n'emploient que des eaux froides, tandis que la médecine thermale n'emploie que des eaux plus ou moins chargées de calorique. C'est de cette dernière branche seulement que nous allons nous occuper.

Les eaux minéro-thermales considérées comme moyen de traitement, se présentent avec les caractères les plus variés; tantôt pures ou presque pures, et tantôt chargées de substances minérales, fixes ou gazeuses, dans les proportions les plus diverses, elles s'offrent à notre usage avec tous les degrés possibles de température. Leur diversité est même telle qu'on peut dire qu'il n'y a pas deux eaux qui se ressemblent. Chacune forme, pour ainsi dire, un composé unique dans son genre, ayant son caractère propre et sa physionomie à part. Pour étudier des agents aussi variables, aussi complexes, et pour parvenir à en faire une application raisonnée, on a dû nécessairement procéder par analyse, et chercher à connaître la part d'influence dévolue à chacun des éléments, à chacune des circonstances, qui jouent un rôle quelconque dans le régime des eaux.

Les circonstances ou les éléments, dont il vient d'être question, comprennent :

1.º L'agrégat minéral ou la nature chimique des principes minéralisateurs;

2.º La température;

3.º Le degré de minéralisation du liquide ou sa densité;

4.º Le mode d'emploi ou les méthodes suivies dans l'application;

Et 5.º Les différentes conditions hygiéniques dans lesquelles se trouvent placés les malades aux stations thermales.

Ces cinq ordres d'éléments se complètent mutuellement; de leur concours ou de leur combinaison bien entendue, dépend le succès des cures.

Nous ne traiterons pas aujourd'hui de ces différents facteurs du traitement minéro-thermal; cela nous mènerait au delà des limites que nous avons dû nous imposer; nous nous occuperons seulement des deux premiers chefs, de la constitution chimique et de la température des eaux, circonstances essentielles, dont il importe qu'on sache bien apprécier la valeur si l'on veut arriver à une application raisonnée de l'action thermale.

§ 1.er De la nature chimique des eaux.

On désigne généralement sous le nom d'*agrégat minéral* l'ensemble des principes chimiques contenus dans les eaux. Ces principes sont toujours plus ou moins nombreux dans les différents agrégats; leurs proportions sont extrêmement variables, et leurs combinaisons très-multiples, de sorte qu'il devient assez difficile d'établir nettement une classification fondée sur les caractères chimiques. Cependant, si l'on considère les eaux dans leur ensemble, l'on ne tarde pas à s'apercevoir que, dans la plupart des agrégats, il y a des principes qui dominent, et qui, en raison de leur quantité proportionnelle, donnent au liquide minéral le caractère chimique particulier qui le distingue. A côté de ces principes, l'on en voit d'autres qui se trouvent en plus faible proportion dans l'agrégat, mais dont la somme est encore suffisante pour modifier d'une manière sensible les qualités des principes prépondérants. Une troisième série de principes est formée par ceux dont la proportion est si minime que ni les sens, ni l'observation clinique ne les feraient soupçonner si la chimie n'en dévoilait l'existence.

Il y a donc à considérer dans les eaux :

1.° Les principes dominants; 2.° les principes secondaires, et 3.° les principes en quantité minime.

Les principes dominants doivent servir à l'établissement des grandes divisions; leur nombre n'est pas très-considérable; ce sont :

1.° Le sel commun ou le chlorure de sodium;

2.° Le sulfate de soude et le sulfate de magnésie;

3.° Des sulfures alcalins ou terreux, accompagnés de quantités plus ou moins notables d'acide sulfhydrique libre;

Et 4.° Différents carbonates (de soude, terreux, et de protoxide de fer) toujours avec un excès de gaz acide carbonique.

Dans la plupart des eaux, il n'y a qu'un seul principe qui domine; dans d'autres il y en a deux ou plusieurs : ainsi Carlsbad a comme principes dominants le sulfate de soude et le bicarbonate de la même base.

Les corps qui figurent ordinairement comme principes secondaires dans les eaux sont :

1.° Des sels de chaux (sulfate, carbonate, chlorure);

2.° Des sels de magnésie (sulfate, carbonate, chlorure);

3.° Des sels sodiques (sulfate, carbonate, chlorure, bromure);

4.° Le fer;

5.° Le soufre;

6.° L'iode et le brôme;

7.° Les gaz acide carbonique, azote ou oxygène,

Et 8.° La glairine ou barégine, matière organique jouant quelquefois le rôle d'acide.

Les corps qui se trouvent le plus souvent en quantité minime dans les eaux sont :

1.° Certaines substances métalliques (fer, manganèse, arsenic, cuivre zinc, étain, nickel, cobalt et titane),

2.° Le brôme et l'iode;

6

3.º Le potassium, le lithium, l'aluminium, le silicium, l'ammonium, la baryte et la strontiane,

Et 4.º Certains phosphates, crénates, fluates, borates et azotates.

Du mélange ou de la combinaison d'un certain nombre de ces corps résultent les agrégats les plus variés, et comme la présence d'un seul principe peut modifier l'action des autres et donner une valeur toute différente à l'ensemble, l'on peut hardiment soutenir la thèse que chaque source minérale forme presque toujours un composé unique dans son genre. La chimie ne pourra jamais faire pressentir toutes les propriétés d'une eau thermale, d'abord parce qu'il n'y a rien de bien régulier, de bien stable dans la composition des agrégats; ensuite parce que les différents principes qui les composent s'influencent mutuellement d'une infinité de manières, et se trouvent modifiés l'un par l'autre dans leurs effets; enfin, parce que les différences de température et de densité donnent aussi une valeur thérapeutique toute différente à des agrégats chimiquement analogues.

Il est donc à présumer que la science ne parviendra jamais à déterminer *a priori* et d'une manière rigoureuse les propriétés thérapeutiques d'une source d'après les seules données de la chimie. Malgré cela, et bien que l'analyse ne fournisse pas toutes les lumières que l'on pourrait désirer, nous sommes loin d'en contester l'utilité ou l'importance; les résultats fournis par la chimie seront toujours précieux, toujours nécessaires; ils servent à classer les sources, à en indiquer les propriétés d'une manière générale ou à les faire pressentir; ils guident l'observateur et facilitent l'expérimentation; mais ils ne sauraient dispenser de l'observation clinique, qui seule est à même d'établir ce qu'il y a de particulier, de nuancé, de caractéristique dans l'action de chaque source minérale.

Dans les agrégats qui minéralisent les différentes eaux, tous les éléments sont loin d'avoir une égale importance, ainsi que nous l'avons déjà dit. Il faut, pour les classer chimiquement, tenir compte seulement de ceux de leurs éléments qui dominent, ou que leur abondance permet de considérer comme essentiels : Ceux-là se réduisent à deux bases, la soude et la chaux, qui entraîne pour ainsi dire la magnésie, et à quatre acides, l'acide carbonique, l'acide chlorhydrique, les acides sulfhydrique et sulfurique. Encore ces deux derniers acides, dont le premier n'existe jamais sans l'autre, peuvent être réunis sous un même titre; ce sont les acides du soufre.

« Plusieurs considérations géologiques, dit la *Commission de l'annuaire des eaux de la France* [1], conduisent à reconnaître que les acides du chlore, du soufre, du carbone, sont les réactifs qui ont joué aux époques anciennes du globe, et jouent encore dans la période actuelle, un rôle prépondérant dans tous les phénomènes d'émanation, si intimement liés avec ceux qui ont produit les eaux minérales. »

« Il est d'ailleurs aisé de concevoir que les bases qui accompagnent habituellement les acides dans les eaux naturelles, n'y sont que par suite de l'action de ces acides eux-mêmes sur les minéraux décomposables. »

« On est donc conduit, dit encore la même commission, lorsqu'on se place au point de vue purement chimique, à établir les grandes divisions dans les eaux minérales d'après la nature de l'élément acide dominant, d'où résultent trois grandes classes, suivant que cet acide est l'acide carbonique, l'un des deux acides du soufre ou l'acide du chlore, c'est-à-dire, suivant que les sels dominants sont des carbonates, des sulfures ou sulfates ou des chlorures. »

En établissant des sous-divisions dans chacune de ces trois grandes coupures par la prédominance des bases (soude, chaux, magnésie, protoxide de fer), on arrive à la classification suivante, qui est celle adoptée également par la *Commission de l'Annuaire*, et que nous considérons comme étant la plus logique et la plus utile au point de vue de l'application pratique.

---

1. Annuaire des eaux de la France, 2ᵉ partie, 1853, page 322.

1ᵉʳ Groupe . . EAUX CHLORURÉES . . . . *Eaux salines chlorurées.*

2ᵉ Groupe. . . EAUX SULFATO-SULFUREUSES . . . { *Eaux salines sulfatées.*
{ *Eaux sulfureuses.*

3ᵉ Groupe. . . EAUX CARBONATÉES . . . . { *Eaux carbonatées alcalines.*
{ —   —   *terreuses.*
{ —   —   *ferrugineuses.*

Nous allons indiquer brièvement les caractères principaux ainsi que les propriétés thérapeutiques de chacune de ces six classes.

PREMIÈRE CLASSE.

EAUX SALINES CHLORURÉES.

Eaux muriatiques de quelques anciens auteurs; *Kochsalzwasser* d'après Osann[1]; *Halipèges* d'après VETTER[2], et *Halithermes*, si l'eau est chaude, ou *Halicrènes*, si elle est froide.

C'est cette classe qui, avec la suivante, présente les eaux les plus saturées de principes fixes. Elle est de toutes la plus homogène et celle qui est le mieux caractérisée par sa composition chimique comme par ses effets thérapeutiques. L'eau de mer peut être considérée comme en étant le type. Les eaux chlorurées ont généralement un goût salé et peu d'odeur; elles sont peu sujettes à s'altérer au contact de l'air, et se prêtent par conséquent très-bien au transport. Outre le sel commun, qui est le minéralisateur dominant, elles contiennent ordinairement d'autres chlorures, notamment des chlorures de calcium et de magnésium; on y trouve, de plus, des

1. *Darstellung der bekannten Heilquellen; Berlin* 1829.
2. *Theoretisch-praktisches Handbuch der Heilquellenlehre.*

carbonates et des sulfates et quelquefois des phosphates; enfin elles contiennent presque toujours en proportions plus ou moins faibles, du fer, du manganèse, de l'arsenic, des sels potassiques et de l'alumine. Les sources chlorurées chaudes sont généralement moins riches en gaz acide carbonique que celles qui sont froides, les premières contiennent assez souvent de l'azote et quelquefois, mais seulement par exception, de l'acide sulfhydrique. Une des conditions à la fois d'homogénéité et d'efficacité de ces eaux, consiste en cette circonstance que le chlorure de sodium y est presque toujours accompagné d'iodures et de bromures, en proportions fort petites, à la vérité, mais suffisantes, très-probablement, pour ajouter leurs effets propres à ceux qu'on ne peut se refuser de reconnaître au chlorure lui-même.

Balarue, Bourbonne, Nauheim, Wiesbaden, Baden, Niederbronn, Soden, Hombourg, Kissingen, Kreutznach, etc., appartiennent à cette catégorie.

Les eaux salines chlorurées présentent plusieurs variétés ou sous-divisions, savoir :

1.º les *chlorurées proprement dites*, telles que Balarue, Bourbonne, les eaux de mer;

2.º les *chlorurées ferrugineuses*, plus riches que les autres en car-bonate de fer et en gaz acide carbonique, comme Kissingen, Cann-stadt, etc.

3.º les *chlorurées bromo-iodées*, contenant des iodures et des bro-mures en proportion assez sensible, comme Wildegg, Heilbronn, Iwoniez.

Toutes les eaux de cette classe sont plus ou moins stimulantes et résolutives; mais comme elles possèdent ces propriétés en commun avec d'autres eaux minérales, nous n'insisterons que sur les carac-tères qui, au point de vue de la pratique médicale, les distinguent plus particulièrement. Les eaux salines chlorurées, prises en boisson, portent une légère stimulation sur la muqueuse digestive et impriment une certaine activité à l'estomac, ainsi qu'aux intestins. Leur action se fait surtout sentir par une augmentation de sécrétion des sucs intestinaux, de la bile et du fluide pancréatique. Ce qui les caractérise, c'est la qualité purgative dont elles jouissent assez généralement pour peu qu'elles soient prises à dose un peu notable et que leur température ne soit pas trop élevée.

L'effet évacuant, qu'elles déterminent, est doux et a l'avantage de pouvoir être longtemps continué sans fatiguer les organes digestifs. Elles peuvent donc être employées soit pour activer, stimuler ou régulariser les fonctions digestives, soit pour amener au moyen de la purgation, un mouvement dérivatif sur le tube intestinal. Leur usage, méthodiquement dirigé, provoque la résolution de stases morbides et d'engorgements glandulaires ou viscéraux, surtout lorsque ces différents désordres ont leur siége dans le bas-ventre. Employées en bains, les eaux salines stimulent et réveillent les fonctions de l'organe cutané; plus que toutes les autres, elles sont aptes à produire ce mouvement excitateur-cutané-révulsif, dont on tire un si bon parti dans le traitement des rhumatismes chroniques, des paralysies, des engorgements abdominaux, etc.

Il faut, en général, donner la préférence aux eaux de cette catégorie, lorsqu'on désire réunir l'effet évacuant à l'effet résolutif, lorsqu'on a affaire à des sujets lymphatiques ou scrofuleux, et toutes les fois qu'il s'agit de combattre un état pituitaire habituel ou des congestions veineuses abdominales.

Les eaux chlorurées ferrugineuses conviennent de préférence lorsqu'il s'agit de tonifier, tout en suivant une méthode évacuante ou résolutive.

Celles qui sont iodurées ou bromurées conviennent surtout dans les cas de scrofules ou de prédominance lymphatique.

DEUXIÈME CLASSE.

EAUX SALINES SULFATÉES.

Eaux amères ou *magnésiennes* de quelques auteurs; *Bitterwasser* et *Glaubersalz-wasser* des Allemands ; *Picropèges, Picrothermes* et *Picrocrènes*, d'après Vetter.

Les eaux salines sulfatées sont celles dans lesquelles domine le sulfate de soude ou de magnésie, ou bien les deux à la fois. Elles contiennent presque toujours encore d'autres sulfates, des chlorures et des carbonates en plus faible proportion. On y trouve aussi, mais en quantité ordinairement minime, du fer, du manganèse, de la strontiane, des azotates, des phosphates et des fluates. Elles sont généralement riches en principes fixes, et se distinguent par un goût plus ou moins amer, pour peu que les sels de magnésie y abondent. Leur grande stabilité les rend la plupart très-aptes à l'exportation, pour l'emploi loin de la source.

Püllna, Seidschütz, Seidlitz, Epsom, Friederichshall, Marienbad, Carlsbad, Eger, Bertrich, etc., appartiennent à cette catégorie.

Les eaux salines sulfatées présentent également plusieurs variétés ou sous-divisions, selon que les deux sulfates se trouvent en proportion à peu près égale, selon que l'un ou l'autre prédomine, ou selon qu'il se trouve dans l'agrégat une certaine proportion de carbonates alcalins.

Ainsi l'on a

1.º les *eaux sulfatées proprement dites*, comme Püllna, dans lesquelles le sulfate de soude et le sulfate de magnésie figurent l'un et l'autre comme principes dominants.

2.º Les *eaux sulfatées magnésiennes*, comme Seidlitz, dans lesquelles le sulfate de magnésie prédomine.

3.º Les *eaux sulfatées sodiques*, comme Eger et Bertrich dans lesquelles le sulfate de soude prédomine.

4.º Les *eaux sulfatées alcalines*, caractérisées par la présence d'une certaine proportion de carbonate de soude, comme Carlsbad. Elles sont plus souvent sodiques que magnésiennes.

Celles des deux premières sub-divisions sont généralement froides, et celles des deux dernières (les sodiques) sont le plus souvent thermales. Quelques-unes de ces dernières ont été considérées par ANGLADA[1] comme des eaux sulfureuses dégénérées, c'est-à-dire dont le sulfure alcalin aurait subi une oxygénation complète.

Les eaux sulfatées froides sont plus franchement purgatives que les eaux chlorurées; mais, d'un autre côté, elles fatiguent aussi plus vite les organes digestifs et amènent plus facilement de l'hyposthénie.

Les eaux sulfatées thermales comptent parmi les plus actives de l'arsenal hydrologique; elles sont plus fondantes, plus dissolvantes que les eaux chlorurées, et se distinguent des thermes purement alcalines par des propriétés évacuantes que celles-ci ne possèdent point.

Les eaux sulfatées froides conviennent surtout chez les sujets pléthoriques ou phlegmatiques, lorsqu'il s'agit de porter une dérivation sur le tube digestif, dans les cas de congestion de tête, de congestion veineuse abdominale, ou de tout autre travail congestif ou subinflammatoire, notamment lorsque ces différents accidents sont accompagnés de constipation.

Les sulfatées chaudes tiennent le milieu, pour les propriétés, entre les sources chlorurées et les sources alcalines. Elles pénètrent davantage dans l'intimité des tissus et affectent l'assimilation d'une manière plus sensible que les eaux chlorurées; et, d'autre part, elles agissent plus fortement sur les sécrétions et sur les évacuations intestinales que les eaux alcalines. Leur puissance thérapeutique se

1. Mémoire sur les eaux minérales sulfureuses. 1 vol. 1828.

montre surtout d'une manière frappante dans les engorgements considérables, particulièrement ceux de l'organe hépatique.

TROISIÈME CLASSE.

EAUX SULFUREUSES.

Sources hépatiques de quelques auteurs; *Schwefelwasser* des Allemands; *Thiopèges, Thiothermes* et *Thiocrènes*, d'après VETTER.

Les eaux de cette classe sont nombreuses et bien caractérisées par l'acide sulfhydrique qui s'en dégage. L'élément sulfureux s'y trouve tantôt à l'état de sulfure sodique et tantôt à l'état de sulfure terreux, et l'acide sulfhydrique exhalé n'est que le résultat de la décomposition partielle des sulfures soit par l'air, soit par l'acide silicique qu'elles renferment[1].

Les eaux sulfuré-sodiques, *hydrosulfatées alcalines* d'ANGLADA[2], *sulfureuses naturelles* de M. FONTAN[3], sont presque toutes thermales; les eaux sulfuré-calciques, *sulfureuses accidentelles* de M. FONTAN sont le plus souvent froides.

Les eaux sulfuré-sodiques, si nombreuses dans les Pyrénées, présentent toutes une réaction alcaline bien tranchée et une saveur franchement sulfureuse. Elles ne renferment en général qu'une assez faible proportion de sels solubles. Outre le sulfure de sodium (monosulfure) et le sulfate de soude, qui l'accompagnent toujours, elles contiennent un bicarbonate de soude, une petite quantité de bicarbonate de potasse, du chlorure de sodium, une proportion notable d'acide silicique et quelques sels terreux (carbonates et sul-

1. Voyez FILHOL, Eaux minér. des Pyrénées. Paris 1853.
2. Mém. sur les eaux min. sulfur. 1 vol. 1828.
3. Recherches sur les eaux min. des Pyrénées.

fates) peu abondants. Il se dégage de toutes ces sources une quantité notable d'azote, souvent mélangé d'un peu d'oxygène et d'acide carbonique. Une des particularités les plus intéressantes qu'elles présentent est incontestablement la présence d'une matière organique azotée, plus spécialement propre aux eaux des Pyrénées, matière que Lonchamp avait appelée *barégine* et qui est la *glairine* d'Anglada. Outre la glairine, qui est amorphe, on trouve encore dans les conduits que parcourent quelques-unes de ces sources une substance blanche, filamenteuse, de nature confervoïde, la *sulfuraire*, qui ne doit pas être confondue avec la glairine.

Les eaux sulfuré-sodiques peuvent être distinguées en eaux renfermant de l'acide silicique libre ou des silicates acides et en eaux renfermant des silicates neutres. Les premières laissent dégager, toutes choses égales d'ailleurs, plus d'acide sulfhydrique que les autres ; elles sont plus altérables et blanchissent : ce sont les eaux qui conviennent le mieux dans les cas où l'on veut faire respirer à des malades, dans des salles d'inhalation, une quantité un peu notable d'acide sulfhydrique. Les eaux qui renferment des silicates neutres sont plus alcalines ; elles sont aussi plus stables, laissent dégager moins d'acide sulfhydrique et ne blanchissent pas.[1]

Les eaux sulfuré-calciques ont une odeur analogue à celle des précédentes. Leur saveur est moins franchement sulfureuse et a quelque chose de saumâtre, de marécageux. Elles sont bien plus chargées de principes minéralisateurs que les eaux sulfuré-sodiques, notamment des sels à base de chaux et de magnésie ; le sulfate de chaux surtout s'y trouve en forte proportion. Par contre leur alcalinité est beaucoup moins marquée.

Nous citerons comme types de thermes sulfuré-sodiques Barèges, Cauterets, Bagnères-de-Luchon, les Eaux-Bonnes, Aix, le Vernet, Molitg, Olette, Amélie-les-Bains, la Preste, etc.

Parmi les eaux sulfuré-calciques nous citerons Enghien, Salies,

1. Voyez Filhol, l. c.

Canvalat, Weilbach, Langenbrücken, Schinznach, Aix-la-Chapelle, Aix en Savoie, etc.

Les eaux sulfureuses sont altérantes par excellence; elles pénètrent profondément l'organisme en modifiant la crase des humeurs; mais comme elles sont très-excitantes, leur usage demande beaucoup de précautions chez les personnes tant soit peu irritables. Toutes les maladies, dans lesquelles la méthode altérante est indiquée, peuvent être traitées avec avantage par les thermes sulfureuses. Ainsi les tumeurs lymphatiques, strumeuses ou scrofuleuses, les écrouelles, le rachitis, les engorgements abdominaux et utérins, les suppressions menstruelles, les affections cutanées, rhumatismales, etc. Cependant on leur donnera la préférence partout où il y aura un vice psorique ou dartreux, une acrimonie humorale en jeu; ou bien encore s'il existe une cachexie, suite de maladies syphilitiques, d'un traitement mercuriel ou d'une intoxication métallique; toutes les fois, en un mot, qu'il s'agira de déterminer une action dépurative ou éliminatoire.

Les eaux sulfureuses faibles et douées d'une température douce, peuvent être utilement employées dans les irritations chroniques de la muqueuse aérienne, lorsqu'il n'y a pas de tuberculisation déclarée, ni de complication fébrile, et surtout dans les cas qui sont dus à la rétrocession d'un principe dartreux ou rhumatismal. Maintes fois déjà leur utilité a été démontrée dans de pareilles circonstances.

Mais ce qui fait le triomphe des thermes sulfureuses, ce sont les cas chirurgicaux, les anciennes blessures, les plaies par armes à feu, les corps étrangers (projectiles ou séquestres) qu'il s'agit d'expulser, les ankyloses, les rétractions musculaires et tendineuses, les ulcères calleux, les suites de fractures et de luxations.

Les eaux sulfureuses naturelles sont généralement plus estimées que les accidentelles, et on les considère comme possédant à un plus haut degré les propriétés stimulantes, altérantes ou résolutives que celles de cette dernière catégorie.

QUATRIÈME CLASSE.
EAUX CARBONATÉES ALCALINES.

Eaux alcalines ; eaux natronées ; alkalische Mineralwasser des Allemands; *natropèges, natrothermes* ou *natrocrènes* de VETTER.

Les eaux carbonatées alcalines sont généralement moins riches en principes fixes que les eaux chlorurées ou sulfatées. Leur goût est légèrement savonneux ou lixiviel. Le bicarbonate de soude, qui en est le principe dominant, est toujours accompagné d'une grande abondance de gaz acide carbonique. Outre le bicarbonate alcalin, elles contiennent des bicarbonates de chaux et de magnésie qui y figurent comme principes secondaires et quelquefois même comme principes dominants à côté du bicarbonate de soude; mais ce dernier est alors considéré comme l'agent thérapeutique caractéristique. Ces eaux offrent aussi assez habituellement des sulfates de soude et de chaux, des chlorures alcalins et de l'acide silicique ou un silicate alcalin ; elles contiennent généralement peu de substances métalliques, fer, manganèse ou lithine. Quelquefois seulement le gaz acide carbonique est accompagné d'un peu de gaz azote.

Vichy, Cusset, Hauterive, Vals, Montbrison, Moingt, Vic-sur-Cère, Beaulieu, Courpière, Saint-Myon, Chateauneuf, Saint-Alban, Mont-Dore, Ems, etc., peuvent être cités comme types de cette catégorie d'eaux minérales.

Considérées du point de vue de l'application pratique, les eaux alcalines peuvent être divisées en fortes et en faibles.

Les eaux alcalines fortes, comme Vichy, sont fondantes par excellence. Leur propriété fondante est en raison de leur température et de leur richesse en bicarbonate de soude. Elles ne trouvent de rivales sous ce rapport, que dans les thermes sulfatées-alcalines.

Elles agissent sur l'assimilation ou sur l'acte nutritif, de manière à atteindre la plasticité du sang et à l'affaiblir par un emploi suivi : aussi leur usage exige-t-il certaines précautions chez les sujets d'une complexion molle ou chez ceux qui se trouvent débilités par de longues maladies, et leur emploi abusif ou inconsidéré peut-il devenir dangereux en imprimant à la constitution une tendance cachectique.

Les eaux de cette classe sont précieuses toutes les fois qu'il y a quelque engorgement à dissiper ; elles agissent plus particulièrement sur l'organe hépatique et sur la sécrétion rénale, qu'elles rendent alcaline ; elles parviennent même à fondre les graviers d'acide urique ou, en d'autres termes, la gravelle rouge. Elles ne peuvent cependant pas rivaliser avec les thermes salines chlorurées pour le traitement des affections rhumatismales, goutteuses ou scrofuleuses, et leur valeur contre le diabète est encore problématique, quoi que l'on ait pu dire.

Les eaux alcalines faibles, surtout les plus gazeuses, conviennent dans une foule de névropathies, dans les névroses gastro-intestinales et dans les dyspepsies accompagnées d'acidités gastriques. Lorsqu'elles jouissent d'une douce thermalité, elles peuvent être utilement employées dans certaines affections de poitrine peu avancées et qui ne sont qu'à l'état de bronchite ou de laryngite chroniques. Dans ce dernier cas la cure doit être dirigée de manière à ne pas provoquer de forte réaction minérale, ou, si on tente de la provoquer, comme cela se pratique au Mont-Dore, il faut que le malade soit bien surveillé et confié à une bonne direction médicale.

CINQUIÈME CLASSE.
EAUX CARBONATÉES TERREUSES.

Eaux gazeuses, acidules simples, acidules calcaires; Säuerlinge des Allemands; anthracopèges, anthracothermes et anthracocrènes de VETTER.

Il n'y a qu'une très-légère transition des eaux alcalines faibles aux eaux gazeuses ou carbonatées terreuses. Celles-ci sont en général froides, sans odeur et douées de cette saveur piquante qui est particulière aux liquides. gazeux. Les carbonates terreux (de chaux et de magnésie) y prédominent; les carbonates de soude et de fer ou bien ne s'y trouvent pas, ou bien ne s'y trouvent qu'en faible proportion. Elles contiennent ordinairement encore des chlorures et des sulfates, mais toujours en petite quantité. Le gaz acide carbonique, qui s'en dégage en abondance, rend ces eaux agréables et digestives, et peut être considéré ici comme l'élément thérapeutique dominant.

L'on ne doit donc compter dans cette classe que les eaux qui, à côté du gaz acide carbonique, ne contiennent pas d'autre principe actif en suffisante proportion pour donner un caractère thérapeutique particulier au liquide minéral.

Saint-Galmier, Chateldon, Pougues, Médagne, Contrexeville, Vic-le-Comte, Deinach, etc., sont des eaux de cette catégorie.

Les eaux carbonatées terreuses agissent d'une manière moins puissante sur l'assimilation que celles que nous avons vues jusqu'à présent; leur action est moins stimulante, moins pénétrante, plus transitoire en quelque sorte. Elles donnent de l'activité aux organes digestifs et augmentent la sécrétion urinaire; mais elles se distinguent surtout par des propriétés tempérantes et par une certaine action sédative qu'elles exercent sur le système nerveux. Aussi conviennent-elles de préférence aux personnes nerveuses, irritables, dans les névroses gastro-intestinales et toutes les fois qu'il s'agit de relever sans secousse et sans trop d'excitation le ton des organes digestifs. C'est encore sur l'appareil urinaire qu'elles déploient leur action, et sous ce rapport, elles rendent de bons services aux malades affectés de gravelle et de phlegmasie chronique des reins ou de la vessie; sans avoir précisément la faculté de dissoudre les graviers, elles en favorisent cependant l'expulsion.

Tout en ayant une certaine propriété fondante ou résolutive, les eaux de cette classe sont insuffisantes lorsqu'il s'agit de dissiper de forts engorgements viscéraux ou d'agir d'une manière puissante sur la crase humorale; elles s'adressent plutôt à l'irritabilité qu'à l'assimilation, plutôt à certains dérangements fonctionnels ou à certains désordres de l'innervation qu'à des maladies de tissu.

SIXIÈME CLASSE.

EAUX CARBONATÉES FERRUGINEUSES.

Eaux ferrugineuses, acidules ferrugineuses; *eaux martiales* ou *chalybées*; *Eisenwasser* ou *Stahlwasser* des Allemands: *chalybopèges*, *chalybothermes* et *chalybocrènes* d'après VETTER.

La plupart des eaux minérales contiennent du fer; mais ce n'est le plus souvent qu'en minime proportion, et l'on ne doit considérer comme sources ferrugineuses que celles dans lesquelles ce métal, sensible au goût, figure comme agent thérapeutique essentiel ou auxquelles il imprime un caractère thérapeutique particulier.

Les eaux de cette classe sont généralement froides, limpides, sans odeur, d'une saveur acidule, saline et légèrement astringente. Comme toutes les eaux carbonatées, les eaux ferrugineuses sont très-chargées de gaz acide carbonique, qui est quelquefois accompagné de faibles proportions d'azote, d'oxygène ou même d'acide sulfhydrique. Le fer s'y trouve généralement à l'état de bicarbonate, quelquefois aussi à l'état de crénate, de sulfate ou de silicate. Outre le fer, elles contiennent, en principes fixes, des carbonates terreux et alcalins, des sulfates et des chlorures. On y trouve enfin, mais seulement en très-faible quantité, du manganèse, de la strontiane, de la lithine et des phosphates. Le fer dans la plupart de ces eaux est accompagné de traces plus ou moins sensibles d'arsenic (probablement à l'état d'arséniate de fer) et qui joue sans doute un certain rôle dans l'action médicale des eaux.

Spa, Pyrmont, Driburg, Schwalbach, Imnau, Bocklet, Crausac, Forges, Aumale, Provins, etc., sont des sources de cette catégorie.

On distingue les eaux carbonatées ferrugineuses :

    1.º en terreuses (Forges) ;

    2.º en alcalines (Spa, Schwalbach) ; et

    3.º en salines (Pyrmont),

selon qu'il se trouve dans l'agrégat une prédominance de carbonates terreux, de carbonates alcalins ou de substances salines (sulfate de soude ou sel commun).

De même que les eaux de la classe précédente s'adressent de préférence à l'irritabilité, de même les eaux ferrugineuses portent leur action plus spécialement sur la fibre contractile en relevant le ton des tissus organiques. Elles sont peu propres à la méthode altérante ou résolutive, et ne conviennent en général que dans les cas qui réclament la médication ferrugineuse. Mais leur action se distingue de celle des préparations officinales en ce qu'elle est plus douce, mieux et plus longtemps supportée par les organes digestifs, tout en étant aussi puissante. Comme elles opèrent sans secousse, elles sont une ressource précieuse toutes les fois que l'on a affaire à des constitutions détériorées, à des affections lentes, où il convient d'imprimer au sang plus de consistance et de vitalité. On les emploiera par conséquent d'une manière utile dans les cachexies chlorotiques, anémiques, leucorrhéiques et dans tous les cas d'épuisement de forces par n'importe quelle cause.

Nous venons de voir que les eaux des trois premières classes ainsi que les alcalines fortes agissent profondément sur l'organisme et affectent plus particulièrement l'acte nutritif, tandis que les alcalins faibles et celles des deux dernières classes affectent moins profondément la composition des tissus et s'adressent plutôt à l'irritabilité. Cependant toutes les eaux altérantes ne sont pas altérantes de la même façon, et toutes les eaux résolutives ne produisent pas l'effet résolutif ou fondant d'une manière identique. Chaque classe d'eaux a son caractère et son cachet particulier; chacune se distingue par des nuances que nous avons essayé de mettre en relief et qui sont dépendantes de la nature chimique de l'agrégat minéral.

L'on aurait tort cependant de croire que toutes les eaux se distinguent en catégories aussi nettes que celles qui viennent d'être exposées: il existe une foule d'agrégats intermédiaires, qui participent à la fois de deux ou de trois classes, et dont les propriétés thérapeutiques se ressentent également de cette nature complexe. Dans l'application il convient donc d'avoir égard à ces nuances de composition et à la part d'influence que tel ou tel principe en sus peut exercer sur les propriétés de l'agrégat.

Mais l'on était trop disposé jusqu'à présent, le public ainsi que les médecins, à attribuer uniquement à la différence chimique des eaux les principales différences que l'on remarque dans leurs effets. Cette tendance dans les esprits a donné lieu à des malentendus, à des appréciations erronnées et à l'hypothèse des vertus spécifiques, hypothèse d'autant plus malheureuse qu'elle semble fermer la voie à tout progrès. Cependant l'on s'aperçoit généralement aujourd'hni que la nature chimique des eaux ne suffit point pour expliquer tous les phénomènes de l'action thermale et qu'il y a d'autres éléments en jeu, notamment la température, dont le rôle est tout aussi important, sinon plus important que celui de l'agrégat chimique. Nous allons passer à cet autre facteur de l'action thermale.

§. 2. De la température des eaux.

Si, d'un côté, les eaux minérales s'adressent à l'assimilation ou à l'état des humeurs par leurs principes chimiques, elles s'adressent, de l'autre, à l'irritabilité par leur température. — L'emploi convenable de la température constitue l'un des grands leviers de l'action thermale : il suffit, en effet, de modifier, d'élever ou d'abaisser le degré thermométrique d'une eau quelconque, pour en modifier les propriétés et pour arriver souvent à des résultats pratiques diamétralement opposés. Il est, par conséquent, de toute nécessité que le médecin se pénètre bien du rôle et de l'importance d'un élément aussi essentiel dans l'action des eaux, afin de pouvoir donner une direction toujours rationnelle et faire une application toujours utile.

« L'efficacité d'une eau minérale, » dit ANGLADA [1], « est incontestablement subordonnée à sa température, à la qualité, à l'assortiment et aux proportions des matériaux actifs qu'elle entraîne... Considérée comme agent thérapeutique, l'eau seule, aidée de certaines tempé-

1. Mém. sur les eaux min. sulfur. 1 vol. 1828.

ratures produit des effets médicinaux si diversifiés qu'on peut se promettre de trouver en elle une foule de médicaments différents. La matière médicale n'offre, sous ce rapport, aucune puissance qui puisse lui être assimilée... Pour transformer ainsi ses modes d'efficacité, il suffit de faire varier ses températures et de l'employer tiède, froide, à l'état de glace ou dotée de températures chaudes plus ou moins élevées. »

Si l'on veut se faire une idée nette, dit M. Kuhn[1] de la manière dont agit la température des eaux, il faut toujours la considérer du point de vue de la différence plus ou moins grande qu'elle présente avec la température naturelle du corps.

Partant de ce principe, il établit ce qu'il appelle la *température indifférente*, terme qui se rapporte entièrement à la sensation individuelle, et qui, dans l'application, est très-important à considérer, puisqu'il forme en quelque sorte le pivot de toute la médication thermale.

La sensation, en même temps qu'elle fait connaître le degré d'impression du froid ou du chaud, donne aussi la mesure de la réaction organique : Si la sensation est nulle ou indifférente, la réaction manque ; si elle est excitée par un degré de température qui s'écarte dans un sens ou dans l'autre des convenances physiologiques, elle détermine un mouvement réactionnaire, qui est toujours en raison de l'impression reçue. M. Kuhn, le premier, a fait ressortir toute l'importance de ce mouvement réactionnaire, qui tantôt détermine l'absorption et tantôt l'exhalation, selon les besoins de la calorification organique. Nous ne suivrons pas l'auteur dans l'interprétation physiologique de ce fait ; nous dirons seulement qu'il établit en principe :

1.º que les bains chauds déterminent l'exhalation cutanée et l'absorption des principes salins ;

1. Voy. Gaz. méd. de Paris, année 1853, p. 45. Voy. aussi Eaux lax. de Niederbronn du même auteur. p. xxi.

2.º que les bains frais sollicitent, au contraire, l'absorption de l'eau ou des parties aqueuses et l'exhalation des parties salines du sang ;

3.º que l'absorption, ainsi que l'exhalation, augmentent à mesure que la température du bain s'écarte davantage de l'indifférente; et

4.º que les bains tièdes ou indifférents déterminent une espèce de stase ou d'état intermédiaire entre l'absorption et l'exhalation.

Lorsque la température d'un bain descend à 25, 20 ou 15° centigr., l'eau soustrait du calorique au corps, et cela avec d'autant plus d'énergie que la température est plus basse.

L'équilibre se maintient, dans ce cas, par les mouvements et les frictions que le baignant fait instinctivement; il se maintient, en outre, par l'absorption qui devient très-active dans les bains de basse température. (L'on sait, en effet, que la membrane ou le tissu, qui absorbent, gagnent du calorique par le fait de l'imbibition, tout comme ils en perdent par l'exhalation.)

Le mouvement, les frictions et l'absorption cutanée deviennent ici des sources de calorification pour contre-balancer jusqu'à un certain point l'excessive déperdition de calorique.

Le bain froid, après un premier mouvement de saisissement et de refoulement vers les organes intérieurs, détermine bientôt une réaction vers la peau. Chez les sujets robustes cette réaction se montre déjà pendant l'immersion, au bout de 5 à 10 minutes; chez les individus plus faibles elle n'arrive qu'après la sortie du bain. Même chez ceux qui éprouvent la réaction dans le bain, elle disparaît de nouveau s'ils continuent à y rester. Trop prolongé, le bain froid engourdit peu à peu toute action organique; finalement il peut amener l'asphyxie.

Lorsque le corps est plongé dans un bain d'une température supérieure à l'indifférente, de 40, 45 et 50° centigrades, il cesse non-seulement de perdre du calorique par toute la surface immergée; mais le calorique de l'eau tend encore à envahir l'organisme avec une énergie d'autant plus marquée que l'eau est elle-même plus chaude. Cette accumulation de calorique porterait immédiatement la température du sang au delà de son terme physiologique, si de fortes transpirations et une exhalation pulmonaire très-active ne s'établissaient aussitôt pour maintenir l'équilibre. Cependant si la durée du bain se prolongeait, il surviendrait du malaise, de l'oppression, des palpitations, des vertiges, des défaillances ou des accidents apoplectiques.

Dans l'administration des bains froids, il faut toujours viser à obtenir une bonne réaction. Celle-ci se fait d'autant mieux que la température de l'eau est plus basse et le sujet plus valide. Chez les individus faibles, mous et lymphatiques, elle se montre plus difficilement. Partout où elle a de la peine à s'établir, il faut se borner à de simples immersions; là où elle s'opère facilement, on peut faire durer le bain un peu plus longtemps, mais jamais assez pour supprimer le mouvement salutaire qui s'est opéré vers la périphérie. Après le bain il convient de faire marcher le malade.

Dans l'administration des bains chauds il faut toujours avoir soin, vu la grande excitation qu'ils provoquent dans l'appareil circulatoire, de bien peser les indications et les contre-indications. Ils doivent être évités chez tous les sujets pléthoriques ou irritables, chez tous ceux qui dénotent une certaine mobilité sanguine ou nerveuse, dans toutes les affections du cœur et des gros vaisseaux; ils ne conviennent que là où l'on observe une certaine torpeur du système vasculaire, et où l'on peut sans danger imprimer quelque secousse à l'organisme. Après le bain chaud il faut faire reposer le malade.

L'on peut établir en thèse générale que les bains deviennent d'autant plus excitants qu'ils sont plus chauds et plus saturés de sels, et qu'ils deviennent d'autant plus sédatifs qu'ils sont plus frais et moins chargés de matières salines.

Les bains chauds produisent la stimulation cutanée avec éréthisme vasculaire, et les bains frais la produisent sans éréthisme vasculaire. Les bains chauds sont plus résolutifs, et les bains frais plus toniques.

Les eaux minérales envisagées sous le rapport de la température, peuvent être divisées en froides et en thermales : froides, lorsque leur température ne diffère point de celle des sources ordinaires; thermales, lorsque leur température est plus élevée. Les eaux thermales, à leur tour, doivent être divisées, dit M. KUHN, en trois grandes catégories, selon qu'elles sont trop froides ou trop chaudes pour être employées en bains à leur sortie de terre, ou selon qu'elles ont juste la température convenable pour servir à cet usage. Il les désigne sous les noms de *mésothermes*, d'*hypothermes* ou d'*acrothermes*, suivant qu'elles se rapportent à l'une ou à l'autre de ces divisions.

Les sources froides sont plus spécialement appliquées à l'usage interne; on trouve dans leur nombre des sources de première importance; il suffit de nommer Spa, Pyrmont, Kissingen, Kreutznach, Hombourg, Marienbad, Bilin, Sedlitz, Püllna, Schwalbach, Vals, Cusset, Hauterive, Pougues, Labasserre, etc.

Les mésothermes sont les eaux dont la température se rapproche de l'indifférente (30-39° centigr.), et qui ont l'avantage de pouvoir être employées en bains à leur chaleur native, sans rechauffement préalable, ou sans qu'on ait besoin de les laisser refroidir. Ce sont les sources les plus précieuses et, à égalité de composition, elles sont toujours préférables aux sources des autres catégories. Nous appellerons *mésothermes fortes* les plus élevées en température de cette catégorie, et *mésothermes faibles*, celles qui se rapprochent des hypothermes. Voici l'indication d'un certain nombre de mésothermes avec leur degré thermométrique :

Nauheim. . . . . 30.— Centigr.
Schlangenbad. . . . . 30.—
Civita-Vecchia. . . . . 30.—
Château-Neuf (Bain du petit Rocher) 30.25

Suite des mésothermes faib.	La Chaldette	30.50 Centigr.
	Saubuse	31.—
	Vichy (Source de l'hôpital)	31.—
	Rennes (Bain de la Reine)	31.—
	Barbotan (Bains frais)	31.20
	Eaux-bonnes	32.—
	Ems (Fürstenbrunnen)	32.—
	Château-Neuf (Bain Julie et Bain Auguste)	32.—
	Saint-Honoré	32.—
	Lamalon (petite source)	32.50
	Bertrich	32.50
	Vic-le-Comte (Sainte-Marguerite)	32.80
	Barbotan (Buvette)	32.80
	Schinznach	33.—
	Monistier	33.50
	Château-Neuf (grande fontaine)	33.50
	Barbotan (Piscine)	33.70
	Escaldas	34.—
	Sylvanès (petite fontaine)	34.—
	Le Vernet	34.—
	Saint-Sauveur	35.—
	Wildbad	35.—
	Bagnères (grand pré)	35.—
	Vichy (grande grille)	35.—
	Bade (Autriche)	35.40
	Aix (Provence)	36.—
	Pfeffers	36.—
Mésothermes forts.	Bains (source de la vache, source savonneuse)	37.—
	Gréoulx	37.—
	Molitg (bains de Lupia)	37.—
	Ussat	38.—
	Bormio	39.—

Les hypothermes (**17.°—29.°**) sont plus élevées en température que les sources ordinaires, mais ne le sont pas assez pour pouvoir être employées en bains à leur sortie de terre : il faut pour cet usage en élever artificiellement la température (dans la grande majorité des cas du moins). Nous appellerons hypothermes *fortes* celles qui se rapprochent des mésothermes.

Peuvent être citées comme appartenant à la catégorie des hypothermes les sources suivantes :

Selters. 17.— Centigr.
Sodem (n.° 2). . . . . 17.—
Saint-Alban. 17.50
Niederbronn. . . . . 18.—
Costera-Verduzau. . . . . 19.—
Sodem (n.° 1). . . . . 19.—
Pouillon. 20.—
Erlenbad . . . . 21.—
Jenzat (Allier) . . . . 21.—
Clermont. 22.—
Vichy (Brosson). . . . . 23.—
Vinça. 23.30
Foncaude. 23.70
Saint-Alyre. . . . . 24.—
Allevard. 24.30
Royat Saint-Mart. . . . . 25.—
Vic-le-Comte (le cornet). . . . . 25.—
Saint-Amand. . . . . 26.—
Encausse. 26.—
Bagnoles. 27.—
Uriage. . . . . 27.—
Badenweiler. 27.50
Hub. . . . . 28.—
Avène. . . . . 28.—

Buxton. . . . . 28.— Centigr.
Ems (Krænchen). . . . . 28.—
Weissenbourg (Suisse). 28.50
Sæckingen. . . . . 29.—
Vichy (Lucas). 29.20

Les acrothermes sont les sources dont la chaleur est trop élevée pour qu'elles puissent sans inconvénients être employées en bains à leur température native. Nous les distinguerons en faibles (40 — 44° c.) en moyennes (45—49° c.) et en fortes (50° et plus).

Sont de ce nombre les thermes suivantes:

Castellamarre	40.— Centigr.
Rennes (bain doux)	40.—
Saint-Nectaire.	40.—
Vichy (puits Chomel)	40.—
Saint-Gervais . . . . :	41.—
Tercis	41.20
Mont-Dore (gr. bain).	42.—
Ems (Kesselbrunnen).	43.—
Cauterets (Pause vieux).	44.—
Barèges (le Tambour et Douche).	44.38
Balarue	45.—
Aix (Savoie)	45.—
Bagnols (Lozère).	45.—
Tœplitz	45.—
Bade (Suisse).	45.—
Bath	46.—
Gastein (Fürstenquelle)	46.50
Luxeuil (Bains des cuvettes et des dames). .	47.—
Evaux (S. nouvelle)	47.—
Bagnères (S. de la Reine).	47.50
La Preste	47.40
Cauterets (César vieux)	48.—
Bagnères (S. du Dauphin).	48.70

Acrothermes faibles.

Acrothermes moyennes.

<table>
<tr><td rowspan="20">Acrothermes fortes.</td><td>Bourbon-Lancy</td><td>50.— Centigr.</td></tr>
<tr><td>Bourbonne (bains militaires)</td><td>50.—</td></tr>
<tr><td>Loësche</td><td>51.—</td></tr>
<tr><td>Plombières (bain des dames)</td><td>52.—</td></tr>
<tr><td>Bourbon (L'archambault)</td><td>52.—</td></tr>
<tr><td>Néris (gr. puits)</td><td>53.75</td></tr>
<tr><td>Plombières (bain royal</td><td>54.—</td></tr>
<tr><td>Aix-la-chapelle (S. de l'Empereur)</td><td>55.—</td></tr>
<tr><td>Bourbonne (bains civils)</td><td>57.50</td></tr>
<tr><td>Borcette (Kochbrunnen)</td><td>60.—</td></tr>
<tr><td>Dax (fontaine chaude)</td><td>61.—</td></tr>
<tr><td>Lamotte</td><td>62.—</td></tr>
<tr><td>Baden (gr.-duché)</td><td>63.—</td></tr>
<tr><td>Wiesbaden</td><td>67.—</td></tr>
<tr><td>Plombières (bain des Romains)</td><td>69.—</td></tr>
<tr><td>Carlsbad</td><td>73.—</td></tr>
<tr><td>Olette (S. de la Cascade)</td><td>78.—</td></tr>
<tr><td>Ax (les Canons et le Rossignol)</td><td>78.—</td></tr>
<tr><td>Chaudes-Aigues</td><td>80.—</td></tr>
</table>

Dans certaines circonstances particulières, les fortes hypothermes, ainsi que les acrothermes faibles peuvent encore être utilisées en bains à la température native : mais ce ne sont jamais que des bains de courte durée; un pareil emploi des acrothermes exige surtout une grande surveillance de la part du médecin.

Nous avons pensé qu'il y aurait de l'avantage à exprimer par des formules simples et claires les caractères essentiels de chaque source minérale. Pour avoir leur utilité pratique, ces formules doivent nécessairement contenir l'indication de la température, de la nature chimique et de la densité des eaux.

Quant à la température, nous emploierons la terminologie, qui vient d'être exposée et qui nous semble avoir sur la simple indication thermométrique l'avantage de mieux faire ressortir la valeur relative de chaque source au point de vue de l'application.

Nous indiquerons les principes chimiques dominant d'après la nomenclature adoptée par la commission de l'Annuaire et nous y ajouterons l'indication de ceux des principes secondaires qui sont de nature à pouvoir modifier d'une manière sensible les propriétés thérapeutiques de l'agrégat.

Pour ce qui concerne la densité, il est clair que deux eaux minérales qui contiendraient le même agrégat dans des proportions différentes, seraient différentes aussi médicalement parlant. Ainsi pour être complète, la formule doit faire mention du degré de saturation. Par conséquent nous allons indiquer par un simple chiffre, avec les décimales, s'il y a lieu, la somme des principes fixes contenus dans un litre d'eau minérale.

Quelques exemples suffiront pour rendre clairement notre idée et nous terminerons cet essai auquel nous regrettons de n'avoir pu sacrifier plus de temps, par la formule d'un certain nombre de sources minérales généralement connues.

Balarue. Acrotherme moy. sal. chlorurée, 9 principes fixes.

Bourbonne. Forte acrotherme, sal. chlorurée; 7,50 p. fixes.

Wiesbaden. Forte acrotherme, sal. chlorurée; 5,67 p. fixes.

Baden-Baden. Forte acrotherme, sal. chlorurée; 2,70 p. fixes.

Hombourg. Source froide, sal. chlorurée; 13 p. fixes.

Kissingen. (Ragozi) S. froide, sal. chlorurée, carb. ferrug.; 11 p. fixes.

Kreutznach. S. froide, sal. chlorurée, bromo-iod.-ferrug.; 10 p. fixes.

Wildegg. S. froide, sal. chlorurée, bromo-iod., 13 p. fixes.

Heilbronn. (S. Adélaïde) S. froide, sal. chlorurée, bromo-iod.; 6 p. fixes.

Niederbronn. Hypotherme, sal. chlorurée, ferrugin. 4,80 p. fixes.

Carlsbad. Forte acrotherme, sulfatée sod., alcaline; 5,45 p. fixes.

Néris. Forte acrotherme, sulfatée sod., alcal.; 1,30 p. fixes.

Marienbad. (Kreutzbrunnen) S. froide, sulfatéé sod., carb. alcaline; 8,24 p. fixes.

Eger. S. froide, sulfatée sodique, carb. alcal. ferrug.; 4,50 p. fixes.

Tœplitz. Acrotherme moy., carb. alcaline, 0,65 p. fixes.

Plombières. Forte acrotherme, carb. alcaline; 0,50 p. fixes.

Mont-Dore. Faible acrotherme, carb. alcaline; 1,50 p. fixes.

Ems. (Kesselbrunnen) Faible acrotherme, carb. alcaline; 2 p. fixes.

Vichy. (Gr. grille) Mésotherme, carb. alcaline; 6,50 p. fixes.

Vals. (La marquise) S. froide, carb. alcaline; 7,80 p. fixes.

Hauterive. S. froide, carb. alcaline; 6,20 p. fixes.

Soulzmatt. S. froide, carb. alcaline; 1,57 p. fixes.

Schwalbach. S. froide, carb. ferrug.; 1 p. fixes.

Selters. Hypotherme, carb. alcaline, sal. chlorurée ferrug. 4. p. f.

Pyrmont. (Trinkquelle) S. froide, carb. ferrug. sulfatée, sodique alcaline; 3,60 p. fixes.

Pullna. S. froide, sulfatée, sod. magnés.; 22 p. fixes.

Saidschütz. S. froide, sulfatée magnés.; 16 p. fixes.

Enghien. S. froide, sulfurée calcique; 1 p. fixe.

Schinznach. Mésotherme, sulfurée calcique; 2,48 p. fixes.

Nolitz. Mésotherme, sulfurée sod. 0,20 p. fixes.

Saint-Sauveur. Mésotherme, sulfurée sod.; 0,16 p. fixes.

La Preste. faible acrotherme, sulfurée sod.; 0,13 p. fixes.

Barèges. (le Tambour et Douche) faible acrotherme, sulfurée sod.; 0,35 p. fixes.

Le Vernet. Forte acrotherme, sulfurée sod. 0,22 p. fixes.